Étude physiologique et clinique du Di-éthyl-iso-valeriamide

(***Valimyl***)

Emile DURAND
DOCTEUR EN MÉDECINE

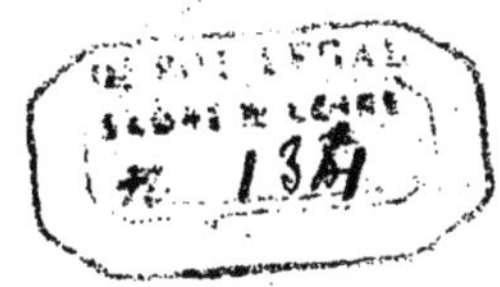

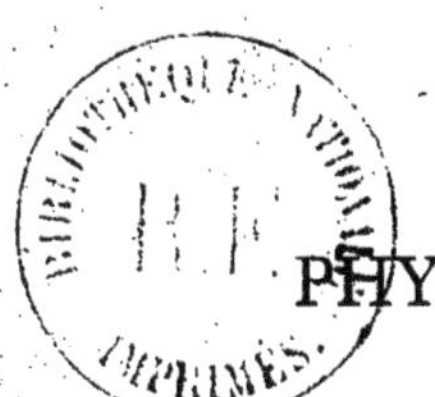

ÉTUDE PHYSIOLOGIQUE ET CLINIQUE DU DI-ÉTHYL-ISO-VALERIAMIDE (VALIMYL)

PARIS
VIGOT FRÈRES, ÉDITEURS
23, PLACE DE L'ÉCOLE DE MÉDECINE, 23

1921

Émile **DURAND**
DOCTEUR EN MÉDECINE

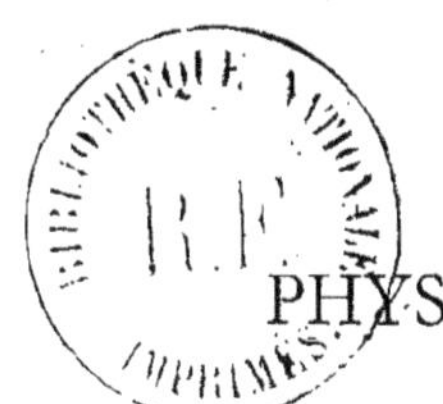

ÉTUDE
PHYSIOLOGIQUE ET CLINIQUE
DU
DI-ÉTHYL-ISO-VALERIAMIDE
(VALIMYL)

PARIS
VIGOT FRÈRES, ÉDITEURS
23, PLACE DE L'ÉCOLE DE MÉDECINE, 23

1921

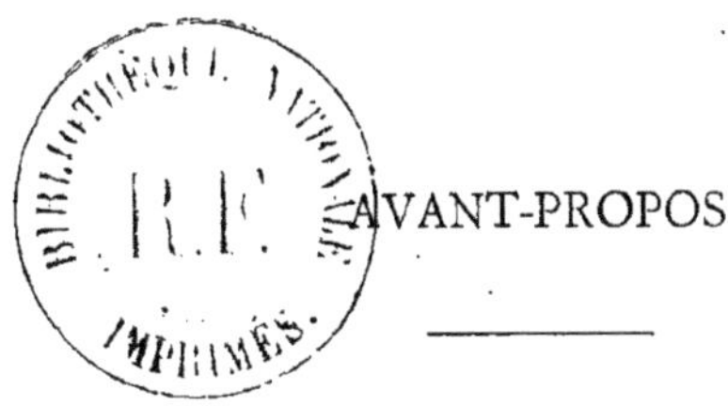

AVANT-PROPOS

Dans ces dernières années, on a étudié les principes actifs des plantes tant au point de vue chimique qu'au point de vue physiologique, mais les principes actifs retirés de ces plantes souvent ne correspondent pas à l'action globale de la plante elle-même. C'est qu'en effet, comme l'a démontré M. le Professeur POUCHET, dans une remarquable leçon, la nature a mis à notre disposition dans les plantes les principes actifs dans un état tel qu'ils sont beaucoup plus assimilables et qu'ils jouissent dans ces conditions de leur maximum d'activité. Ils se rencontrent le plus souvent associés à d'autres principes médicamenteux synergiques ou au contraire antagonistes qui exaltent ou modèrent leurs propriétés thérapeutiques. Mais combien il est difficile de conserver à ces plantes leur état primitif!

Si nous regardons dans la pharmacologie des préparations de valériane, nous remarquons que la poudre de valériane qui se prescrit en électuaires ou en infusion de 1 à 20 gr. est une mauvaise forme d'administration, qui semble n'agir que par son odeur aromatique très désagréable comme un médicament psychique et propulsif.

L'eau distillée de valériane ne renferme que 0,50 à 1,50 d'acides valérianique, acétique, formique et butyrique, en partie à l'état libre, en partie combinés au bornéol, mais sa composition est assez variable, encore est-ce la meilleure forme d'administration de ce produit. Elle se donne de 10 à 100 grammes.

Le valérianate d'ammoniaque, qui se prescrit à la dose de 0,50 à 2 gr., est une préparation encore bien plus inférieure à l'eau distillée de valériane, car la majeure partie des éthers qui préexistaient dans la racine ont été saponifiés. La teinture faite avec des racines sèches ne renferme que des traces d'éthers du bornéol. Le valérianate de zinc ne doit ses propriétés qu'au zinc qu'il contient.

Le suc frais de valériane a donné de meilleurs résultats.

Cependant, parmi les antispasmodiques, la valériane est, sans contredit, l'un des plus anciens et des plus actifs, mais l'activité de ses préparations subit des variations considérables et depuis longtemps les pharmacologues se sont acharnés à faire des préparations stables à base de valériane, préparations ayant toujours et en tous les cas la même activité.

En effet, l'acide valérianique et les valérianates sont, comme le dit POUCHET, « complètement dépourvus de toute action antispasmodique et n'ont d'autre influence que celle exercée par les acides de la série grasse dont les sels se combinent dans l'économie et donnent facilement naissance à la formation d'un bicarbonate alcalin.

« En dehors du valérianate d'ammoniaque, qui possède une action stimulante diffusible par son ammoniaque, les autres valérianates sont des médicaments sans action pharmaco-dynamique vraie, agissent d'une façon entièrement propulsive et psychique, en raison de leur odeur particulière répugnante et de l'idée préconçue que le public s'en fait. »

Devant ces différences entre l'action des corps contenus dans la plante fraîche et l'absence d'action des extraits de la plante sèche, les pharmacologues et les chimistes se sont efforcés de préparer des corps jouissant de propriétés actives et de propriétés constantes, car, si la valériane, employée de temps immémorial et considérée par TROUSSEAU comme le médicament antispasmodique par excellence, s'est vue dans ces dernières années plus ou moins délaissée, malgré que les neurologues et psychiâtres aient toujours cherché à maintenir son rang dans la thérapeutique des spécialités, c'est en raison des variations fréquentes que l'on rencontre dans les différentes préparations.

Les progrès de la chimie synthétique ont permis d'obtenir un corps défini qui possède toutes les propriétés de l'essence de valériane et qui agit par conséquent d'une façon constante à doses faibles. C'est le diéthylamide de l'acide isovalérianique que nous avons étudié ici au point de vue physiologique et thérapeutique et nous avons trouvé beaucoup d'analogie entre nos expériences et celles rapportées par M. PARANT sur le suc frais de valériane obtenu suivant la méthode POUCHET et CHEVALIER.

MM. Comar & Cie (Laboratoires Clin) ont bien voulu mettre à notre disposition leur laboratoire de chimie et de physiologie. Nous saisissons avec empressement l'occasion de les remercier vivement, ainsi que M. le Docteur STODEL, qui nous a si aimablement aidé de son expérience pour l'interprétation des résultats physiologiques obtenus.

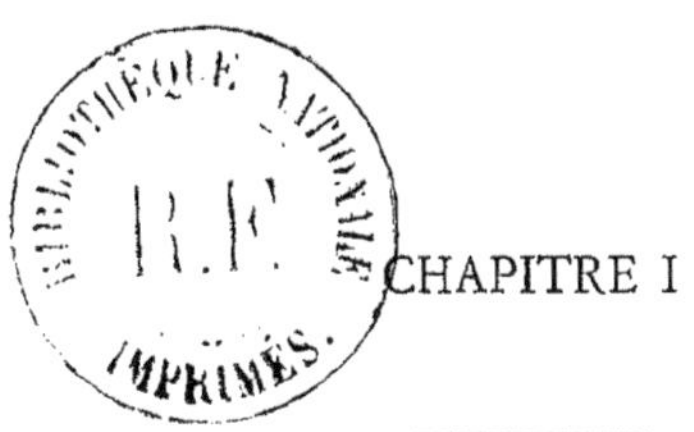

CHAPITRE I

DE LA VALÉRIANE AU DIÉTHYLISOVALÉRIAMIDE

La première analyse de la racine de valériane remonte à TROMMDORF, d'Erfurth, en 1809, qui en a retiré : une partie soluble dans l'eau, une huile volatile liquide d'odeur forte, camphrée, et enfin un extrait gommeux.

GERHARDT y découvre le Bornéol : $C^{10} H^{18} O$.

PIERLOT donne les conclusions suivantes : « La racine à l'état pur contient une huile essentielle, et de l'acide valérianique. »

SCHOOWBROODT bat en brèche les théories de PIERLOT et montre que l'acide valérianique ne se produit qu'avec des racines ayant déjà subi un commencement de dessiccation. Des expériences plus récentes ont montré en définitive que les principes actifs de la racine fraîche de la valériane se trouvent réunis dans une huile essentielle qui renferme un mélange de camphène et de pinène et une petite partie de citrène, du terpinol, du valérol et du bornéol à l'état d'éther formique.

En résumé, nous voyons qu'au point de vue physiologique, l'essence de valériane peut être envisagée comme un mélange de carbures et d'éther du bornéol. Les acides libres n'y sont contenus que comme produits d'altération.

Nous voyons aussi que la composition de la valériane est très complexe et nous pouvons ajouter très instable, notamment en raison de l'oxydation ou de l'éthérification des différents corps qui entrent dans sa constitution, d'où résulte l'incertitude de son action et les contradictions qui existent entre l'opinion des différents expérimentateurs sur cette drogue.

KOCHMANN avait essayé de trouver un indicateur qui pourrait mesurer la vitesse avec laquelle se produisent ces altérations. Il avait posé comme principe que la partie active de la racine de valériane était l' « oleum valerianæ », extrait de la racine sèche. « La racine fraîche, dit-il, ne contient pas encore l'huile, laquelle ne se forme que pendant la dessiccation sous l'action d'une oxydase. » Cette huile fraîche n'aurait pas une odeur désagréable.

D'après les travaux de POUCHET et CHEVALIER, nous devons au contraire penser que ce n'est pas avec la racine sèche que nous obtiendrons les meilleurs résultats mais bien avec le suc frais de valériane sur lequel ils ont longuement expérimenté.

Et, à l'encontre des préparations qui ne sont pas fraîches, « il peut, comme le dit ALTER, se développer des produits à côté qui empêchent leur action ou exercent une influence nocive sur l'organisme. J'ai constaté pour ma part des indispositions graves et des exanthèmes ».

Il a paru comme un besoin à la médecine moderne de rechercher une préparation chimique qui pourrait posséder toutes les propriétés répondant à l'action de la valériane.

BAYER, KIONKA, LIEBRECHT, Ernest FOURNEAU, ont étudié certaines substances dérivées de l'acide valérianique et se sont arrêtés, d'un commun accord, au diéthylisovalériamide qui « possède, à des doses relativement petites, les propriétés caractéristiques de la valériane ». C'est KIONKA et LIEBRECHT qui ont fait la synthèse de ce corps.

Voici quelques essais de synthèse de ces auteurs :

L'acide isovalérianique du commerce, obtenu par oxydation de l'alcool iso-amylique de fermentation, est formé par de l'acide iso-valérianique inactif et de l'acide iso-valérianique actif ; ni l'un ni l'autre de ces acides n'a les pouvoirs curatifs typiques de la teinture de valériane.

BYK, à Berlin, prépare l'éther alpha-bromo-iso-valérianique de la cholestérine.

BAYER prépare l'éther iso-valérianyl-benzylique.

KIONKA et LIEBRECHT emploient, comme dérivé de la valériane, l'iso-valérianyl-diéthylamide qui est, paraît-il, doué de propriétés curatives constantes dans les cas d'hystérie.

Le remplacement de l'hydrogène amidique du diéthylamide par le radical thymyl-méthylique donne une base douée d'une action plus forte qui agit comme le diéthylamide-salicylique. Si l'on remplace l'hydrogène susdit par les homologues de la série grasse : acides acétique, propionique, butyrique, iso-valérianique, l'intensité de l'action physiologique diminue en même temps que le poids moléculaire. Dans la série des di-alcoolamines proprement dites : diéthyl, dipropyl, dibutyl, diamylamine, l'action augmente avec la grandeur moléculaire du groupe substituant ; la plus active est la diamylamine, sans qu'on puisse constater une différence en défaveur de l'iso-valérianyl-diéthylamide au point de vue qualificatif.

Ernest FOURNEAU [1] emploie le bromhydrate de l'éther iso-valérianique de l'éther propylique de l'acide diméthylmino-oxy-iso butyrique comme remède contre l'insomnie et les autres troubles du système nerveux.

Les dérivés iso-valérianiques du 4-méthyl-amino-1 phényl-2. 3-diméthyl-5-pyrazolone, ont été étudiés dans *Apoth. Ztg.* 26, 1.057 (1911).

H. VOSWINKEL et KRUFT préparent des dérivés de l'acide iso-valéryl-phényl-glycolique (iso-valéryl-mandélique).

La Valamine est l'éther iso-valérique de l'hydrate d'amylène et est employée dans la thérapeutique du cœur.

On a étudié également des dérivés sans odeur de l'acide iso-valérianique : iso-valéryl-menthol, iso-valéryl-bornéol, iso-valéryl-iso-bornéol ; de même on a obtenu l'éther bornylique de l'acide iso-valéryl-glycolique, l'éther thymylique de l'acide iso-valéryl-glycolique. On a préparé les dérivés de l'acide iso-valérianique ainsi que l'alpha-bromo-iso-valérianique avec les éthers carbamaminiques du menthol, bornéol, thymol, etc.

L'alpha-bromo-iso-valéryl-urée a été obtenu et préparé par KNOLL.

Le phénoval est l'alpha-bromo-iso-valéryl para-phénétidyle, employé comme sédatif et hypnotique.

En introduisant le résidu iso-valéryl dans les groupes aminés des acides aromatiques, on obtient des composés qui ont le pouvoir soporifique des amides et qui en même temps sont moins toxiques. On prépare ainsi l'alpha-bromo-iso-valéryl-cinnamyl-amide, l'alpha-bromo-iso-valérianate du di-bromo-hydro-cinnamyl-amide, l'alpha-bromo-iso-valéryl-benza-

1. *Journal de Pharmacie et Chimie* (6), 27-513.

mide, le bis-alpha-bromo-iso-valéryl-salicyl-amyle, l'iso-valérianate du benzamide, l'iso-valérianate du cinnamyl-amide et l'iso-valérianate du di-bromo-hydro-cinnamyl-amide.

PERESLSTEIN et BÜRGI préparent l'éther méthylique de l'alpha-bromo-iso-valéryl-urée et l'éther éthylique de l'alpha-bromo-valéryl-iso-urée.

BAYER prépare l'éther para-amino-phénilique de l'acide alpha-bromo-iso-valéryl-salicylique.

Abelin Lichtenstein ROSENBLATT indique la préparation de la bis-alpha-bromo-iso-valéryl-urée qui serait douée de propriétés sédatives et hypnotiques.

De l'avis de tous, dans ces produits de synthèse, le plus capable d'exercer une action modificatrice sur le système nerveux est le diéthylisovalériamide dérivé de l'acide valérianique, étant donné que les dérivés organiques amidés et renfermant des radicaux gras (comme le dit BARDET dans *Quelques considérations sur un nouvel antinervin*) « sont toujours plus actifs sur le système nerveux que les acides dont ils proviennent, et que le di-éthyl-iso-valériamide a donné des résultats thérapeutiques très satisfaisants. »

CHAPITRE II

ÉTUDE CHIMIQUE

Le Valimyl est le di-éthyl-amide de l'acide isovalérianique.

Les amides peuvent être envisagés comme des sels ammoniacaux ayant perdu par déshydratation interne une molécule d'eau. Considérons par exemple le valérianate d'ammoniaque ; ce sel chauffé dans des conditions déterminées, dégage 1 molécule d'eau et donne le valérianamide ou amide de l'acide valérianique.

$$\underset{\text{valérianate d'ammoniaque}}{C^4H^9CO.ONH^4} = \underset{\text{valérianamide}}{C^4H^9CO.NH^2} + H^2O.$$

Le reste d'ammoniaque NH^2, introduit par cette opération dans la chaîne de l'acide valérianique porte le nom d'amidogène. Si, dans ce radical, 2 atomes d'hydrogène sont remplacés chacun par un radical monovalent tels que l'éthyle, C^2H^5, on obtient un amide substitué : le diéthylamide.

Le diéthylamide de l'acide valérianique sera représenté par la formule développée :

$$\begin{matrix} CH^3 \\ CH^3 \end{matrix} \rangle CH - CH^2 - CO - N \langle \begin{matrix} C^2H^5 \\ C^2H^5 \end{matrix}$$

qui figure la constitution chimique du Valimyl.

Les éléments constituants du Valimyl sont donc, d'une part, l'acide valérianique, de l'autre la diéthylamine

$H - N \langle \begin{matrix} C^2H^5 \\ C^2H^5 \end{matrix}$ qui engendre le radical amidogène substitué $- N \langle \begin{matrix} C^2H^5 \\ C^2H^5 \end{matrix}$

L'acide valérianique est un produit naturel qui existe en particulier dans la racine de valériane. On l'a signalé également dans quelques végétaux tels que l'*Angelica archangelica* et *Viburnum opulus*.

On prépare aussi cet acide par synthèse, en oxydant l'alcool amylique.

Il existe toutefois plusieurs formes isomères de l'acide valérianique, c'est-à-dire, plusieurs composés qui tout en ayant la fonction acide et la même formule centésimale $C^5H^{10}O^2$, ne présentent pas le même arrangement moléculaire interne et ne peuvent pas être représentés par la même formule de constitution.

Nous signalerons tout d'abord qu'on peut envisager ces isomères comme des produits de substitution de l'acide acétique

$$CH^3 - CO.OH.$$

dans lequel 1, 2 ou 3 atomes d'hydrogène du radical méthyle ($-CH^3$) sont remplacés par des radicaux monovalents dont la formule globale est celle du propyle (C^3H^7), mais dont la constitution moléculaire est variable. En fait, il existe ainsi 4 formes isomères de l'acide valérianique.

1° Acide valérianique normal, ou pentanoïque

$$CH^3 - CH^2 - CH^2 - (CH^2 - CO.OH) \qquad (1)$$

que l'on peut considérer comme l'acide propylacétique.

2° Acide isovalérianique

$$\left.\begin{matrix} CH^3 \\ CH^3 \end{matrix}\right\rangle CH - (CH^2 - CO.OH) \qquad (2)$$

qui est l'acide isopropylacétique.

Dans ces acides (1) et (2), 1 seul hydrogène de l'acide acétique est substitué par le radical monovalent, dans un cas le radical propyle en chaîne droite ou normale, dans le second cas par le radical isopropyle, en chaîne arborescente.

3° Acide valérianique optiquement actif

$$\left.\begin{matrix} C^2H^5 \\ CH^3 \end{matrix}\right\rangle (CH - CO.OH) \qquad (3)$$

ou acide méthyléthylacétique. Ici deux hydrogènes de l'acide acétique sont substitués par 2 radicaux monovalents.

4° Acide triméthylacétique ou acide pivalique

$$\begin{matrix} CH^3 \searrow \\ CH^3 \rightarrow (C - \dot{C}O.OH) \\ CH^3 \nearrow \end{matrix} \qquad (4)$$

dans lequel les 3 hydrogènes de l'acide acétique sont remplacés par 3 radicaux méthyle. Ce composé ne présente à notre point de vue qu'un intérêt théorique.

Ces différents acides possèdent des propriétés générales comparables ; toutefois, ils se distinguent les uns des autres, au point de vue chimique par la nature des dérivés qu'ils peuvent fournir, et au point de vue physique, entre autres choses, par leur action sur la lumière polarisée.

Les acides (1), (2) et (4) sont optiquement inactifs, tandis que l'acide (3) méthyléthylacétique est doué d'un pouvoir rotatoire. Disons, incidemment, que l'examen des formules de constitution, marque cette propriété, l'acide (3) possédant seul dans sa molécule, un carbone dissymétrique, c'est-à-dire dont les 4 valences sont saturées par 4 radicaux différents

$$\begin{matrix} & C^2H^5 & \\ & | & \\ CH^3 - & C & - H \\ & | & \\ & CO.OH & \end{matrix}$$

On sait que certains principes naturels extraits des végétaux ou des animaux sont actifs sur la lumière polarisée, alors que les mêmes principes, reproduits par synthèse, sont dépourvus de cette propriété. La synthèse chimique, appliquée à la thérapeutique, cherchant la reproduction des substances organiques végétales ou animales, doit donc tendre à l'obtention des formes actives sur la lumière polarisée lorsque le principe naturel est lui-même doué de pouvoir rotatoire, puisque cette propriété est due à un groupement moléculaire particulier lequel conditionne dans une certaine mesure l'action physiologique et par suite l'activité thérapeutique.

En ce qui concerne l'acide valérianique, celui-ci extrait de la valériane contient toujours de l'acide méthyléthylacétique, en proportion variable il est vrai, et possède par suite un pouvoir rotatoire. Pour se rapprocher des conditions de la nature, le Valimyl est donc préparé au moyen d'acide isovalérianique à teneur constante en acide méthyléthylacétique, et a aussi l'avantage, sur un produit naturel, tel un valérianate d'ammoniaque, d'une constitution chimique définie et constante.

Pour préparer le Valimyl, on fait réagir en proportions moléculaires, le chlorure d'acide isovalérianique sur la diéthylamine. Il se forme de l'acide chlorhydrique et du diéthylamide isovalérianique suivant la réaction bien simple :

$$\begin{matrix} CH^3 \\ CH^3 \end{matrix} \!\!>\! CH - CH^2 - CO.CL + N\,H \!<\! \begin{matrix} C^2H^5 \\ C^2H^5 \end{matrix} =$$

$$HCL + \begin{matrix} CH^3 \\ CH^3 \end{matrix} \!\!>\! CH - CH^2 - CO - N \!<\! \begin{matrix} C^2H^5 \\ C^2H^5 \end{matrix}$$

Le Valimyl est un liquide mobile, très réfringent, à odeur camphrée. Il bout sous pression réduite (32 m/m Hg) à 107-108°. Il est dextrogyre.

Sa réaction chimique est neutre. Il est soluble dans l'eau, à la dose de 5 °/₀, très soluble dans l'alcool, l'éther, les solvants organiques. Il se dissout également dans les huiles.

Sa saveur en solution aqueuse est chaude et comme poivrée.

CHAPITRE III

RECHERCHES PHYSIOLOGIQUES

Dans ce chapitre, nous avons étudié la toxicité du Diéthylisovalériamide, puis nous nous sommes attaché à rechercher son action sur la respiration, la circulation et la température.

Nous avons aussi étudié, d'une façon systématique, la variabilité de l'excito-motricité nerveuse et musculaire aux diverses phases de l'intoxication.

Dans nos expérimentations, nous avons employé le Valimyl à 1 °/o et à 5 °/o en solution dans le sérum physiologique.

Notre expérimentation a porté sur des souris, des cobayes et des lapins.

Chez les souris, d'après nos expériences, le Valimyl serait toxique, mortel, à la dose de 15 milligrammes pour une souris de poids moyen de 20 grammes. Comme on le verra dans les expériences que nous rapportons, quatre souris sont tuées en l'espace de 30 minutes avec 15 milligrammes; deux souris ont été tuées en 1 heure avec 20 milligrammes ; une souris a été tuée en 10 minutes avec des doses de 20 et 25 milligrammes, cependant qu'une autre souris, injectée à 20 milligrammes, n'était pas morte le lendemain matin, quoique ayant présenté des troubles respiratoires et nerveux dans les premières heures qui suivirent l'injection (voir expériences nos 4, 5, 7, 9, p. 19 et suivantes).

Les cobayes nous ont servi surtout pour l'étude de la toxicité du Valimyl et pour l'étude des phénomènes généraux occasionnés par cette substance.

Injectée sous la peau cette substance paraît irritante, car les animaux poussent des cris, se grattent et s'agitent dans leur cage, mais nous n'avons jamais occasionné d'abcès ni de nécrose.

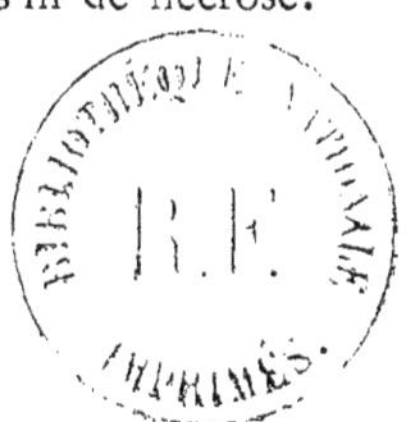

Les lapins nous ont servi notamment à mesurer les variations de la pression sanguine après injection intra-veineuse de cet amide de l'acide valérianique. Nous avons mesuré aussi, chez ces mêmes animaux, les variations de l'amplitude et du nombre des mouvements respiratoires après l'injection. Enfin nous avons constaté chez ces animaux une modification de la température. Nous avons enfin fait ingérer de cette substance à des lapins en la mélangeant avec de l'huile pour éviter toute action sur la muqueuse stomacale.

ACTION SUR LES ANIMAUX A SANG FROID

L'action pharmacodynamique du Valimyl sur les animaux à sang froid et notamment sur la grenouille, a été étudiée par KIONKA. Après injection de ce produit dans le sac lymphatique de la grenouille, on observe avec une dose de 1 à 2 centigrammes, après une période d'excitation très courte et passagère, une paralysie générale se développant rapidement : paralysie centrale, la périphérie restant intacte. Le cœur n'était pas touché par la paralysie et continuait à battre pendant plusieurs jours malgré la paralysie générale persistante. Avec des doses plus petites, les phénomènes paralytiques disparaissaient après quelques heures ou quelques jours et les animaux étaient ensuite absolument normaux. Avec des doses de 3 centigrammes et plus, le cœur était paralysé également.

Sur les grenouilles injectées de strychnine, on est arrivé à faire disparaître les contractures si la dose administrée était moyenne, les contractures reparaissaient après la cessation de son action.

Nous rapprocherons de ces expériences les résultats obtenus soit avec la valériane, soit avec le suc de valériane.

KOCHMANN nous dit : « Chez la grenouille, après une courte période d'excitation, les phénomènes paralytiques surviennent. »

Le Professeur POUCHET, après injection de 1 à 2 centimètres cubes de suc de valériane à la grenouille, provoque, après quelques minutes, une agitation assez marquée qui se traduit par des sauts violents : un peu plus tard on constate que ces mouvements deviennent moins faciles, les membres postérieurs sont inertes. L'animal reste immobile, aplati et ne répond plus aux excitations; de plus, la respiration s'est fortement ralentie.

Ces phénomènes durent plusieurs heures, puis l'animal se rétablit progressivemeut.

Ces ressemblances d'actions pharmacologiques du diéthylisovalériamide et du suc de valériane, nous les retrouverons plus tard aussi en étudiant l'action physiologique chez les animaux à sang chaud et chez l'homme.

ACTION SUR LES SOURIS

EXPÉRIENCE Nº 1

Souris blanche.

Injection de 20 milligrammes de Valimyl :
2 minutes après, reste immobile.
5 — tourne lentement autour de la cage.
7 — coma.
12 — mort.

EXPÉRIENCE Nº 2

Souris blanche.

Injection de 20 milligrammes de Valimyl :
3 minutes après, agitation, sauts puissants, convulsions.
5 — coma.
1 h. 1/2 après, coma, contractions toniques et cloniques.
Le lendemain, cette souris n'était pas morte mais la période comateuse persistait.

EXPÉRIENCE Nº 4

Souris blanche.

Injection de 15 milligrammes de Valimyl :
3 minutes après, légère agitation.
4 — parésie du train postérieur.
6 — rotation autour de son axe longitudinal, gueule sanglante.
10 — contractions toniques et cloniques.
12 — dyspnée violente, respiration petite.
15 — coma.
25 — mort.

EXPÉRIENCE N° 5

Souris blanche.

Injection de 10 milligrammes de Valimyl :

3 minutes après, se met en boule, très excitée, paralysie du membre injecté, contracture tétanique, exophtalmie.
20 — coma.
25 — les contractures reprennent.
27 — la souris se remue sur ses pattes, et on observe une période de calme presque absolu.
30 — de nouveau on observe des contractures.
35 — une période de calme avec une dyspnée violente.
50 — calme presque absolu.
60 — la souris répond à peine à l'excitation.
3 h. 30 après, nous retrouvons la souris immobile, sa respiration est un peu rapide, et l'excitabilité est très diminuée. Si on met l'animal sur le dos, elle se roule autour de son axe avant de reprendre l'état de calme.
3 h. 40 — l'animal est toujours calme avec une respiration plutôt lente.
6 heures — nous provoquons un état convulsif par l'excitation.
7 heures — paralysie du train postérieur.
24 heures — mort.

L'autopsie faite immédiatement après la mort ne montre aucune lésion bien caractéristique. Le cœur est arrêté en diastole, les poumons sont asphyxiques. Les organes abdominaux ne présentent rien de particulier.

EXPÉRIENCE N° 6

Souris blanche.

Injection de 10 milligrammes de Valimyl :

3 minutes après, se met en boule.
5 — saute au dehors de la cage.
8 — exophtalmie énorme.
15 — tourne autour de son axe. On observe des contractures généralisées.
20 — coma.
25 — période de calme commence, interrompue de temps en temps par des contractures, l'animal fait parfois un tour dans sa cage pour reprendre ensuite l'état de calme.
50 — calme absolu.
60 — répond à peine aux excitations.
1 h. 50 après, nous observons quelques mouvements convulsifs dans cette période de calme.
3 h. 40 — légère accélération de la respiration.
5 heures — somnolence.
6 — convulsions.
7 — tourne autour de son axe.
24 — état normal.

EXPÉRIENCE N° 7

Souris blanche.

Injection sous-cutanée de 7 milligrammes 5 de Valimyl en solution à 1 °/o :
10 minutes après, se met en boule.
20 — tourne autour de sa cage.
40 — id.
50 — exophtalmie, excitabilité forte.
1 h. 30 — tourne toujours autour de sa cage.
1 h. 50 — plus calme.
3 h. 30 — presque immobile.
3 h. 50 — calme, dyspnée.
5 heures — assoupissement, difficulté des mouvements, réagit à peine à l'excitation.
6 — somnolence.
6 h. 30 — se met à manger.
24 heures — état normal.

EXPÉRIENCE N° 8

Souris blanche.

Injection sous-cutanée de 7 milligrammes 5 de Valimyl en solution à 1 °/o :
10 minutes après, tourne autour de la cage.
20 — se met quelquefois en boule.
30 — id.
50 — excitabilité forte.
1 h. 30 après, tourne autour de son axe.
3 h. 30 — tendance au calme.
3 h. 50 — calme, respiration rapide.
5 heures après, repos absolu.
6 — somnolence.
24 — état normal.

EXPÉRIENCE N° 9

Souris blanche.

Injection sous-cutanée de 5 milligrammes de Valimyl en solution à 1 °/o :
5 minutes après, aucun symptôme particulier.
15 — dyspnée.
20 — id.
30 — tourne lentement autour de la cage.
1 h. 30 après tendance au calme.
2 heures — repos voisin du sommeil.
3 heures — somnolence.
3 h. 30 — se met à manger.
18 heures — état normal.

EXPÉRIENCE N° 10

Souris blanche.

Injection sous-cutanée de 2 centigrammes 50 de Valimyl en solution à 1 °/o.

5 minutes après, immobilité, excitabilité nulle.

10 — mort. Contractures après la mort.

EXPÉRIENCE N° 11

Souris blanche.

Injection de 3 centigrammes de Valimyl pur :

Meurt en 5 minutes avec une cyanose extrême de ses téguments et une exophtalmie énorme.

EXPÉRIENCE N° 12

Souris blanche.

Injection sous-cutanée de 15 milligrammes de Valimyl en solution à 1 °/o :

2 minutes après, immobilité.

3 — des sauts.

5 — couchée sur le flanc gauche.

10 — dyspnée extrême.

12 — coma.

15 — salivation abondante.

17 — l'animal tombe sur le dos, tachycardie, mouvements clowniques et toniques.

20 — hoquet, toujours salivation abondante.

25 — mort.

EXPÉRIENCE N° 14

Souris blanche.

Injection sous-cutanée de 2 milligrammes 5 de Valimyl en solution à 1 °/o :

10 minutes après, tendance au calme, excitabilité diminuée.

20 — un peu d'agitation, dyspnée.

30 — semble être revenue à l'état normal ; cependant tendance à se mettre en boule et à l'immobilité.

3 heures après, les phénomènes de veille ont l'air ralentis.

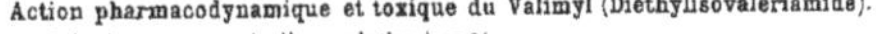

Action pharmacodynamique et toxique du Valimyl (Diéthylisovalériamide).

S : Sur les souris blanches, en injection sous-cutanée d'une solution à 10 ‰.
C : Sur des cobayes, en injection sous-cutanée d'une solution à 5 ‰.
L : Sur des lapins, en injection sous-cutanée d'une solution à 5 ‰ et en injection *intraveineuse* d'une solution isotonique à 5 ‰.
+ indique le moment où les animaux sont morts.
— — entrés dans la période de calme.

ACTION SUR LES COBAYES

Nous avons expérimenté le Valimyl chez le cobaye, auquel nous avons successivement injecté des doses croissantes de Valimyl en solution à 1 °/₀ et à 5 °/₀. Comme nous l'avons noté dans le tableau précédent, sur l'action générale de ce corps, observée sur les animaux à sang chaud, nous remarquons que la dose mortelle est atteinte avec 20 centigrammes de Valimyl chez le cobaye.

Nous rapportons plus loin, dans les expériences n°s 20 et suivantes, quelques observations de cobayes injectés de Valimyl. Nous avons remarqué, comme chez la souris et la grenouille, une période d'excitation plus ou moins longue, suivie d'une période d'accalmie. En outre, tous ces animaux ont présenté une exophtalmie énorme, de l'hypersécrétion des glandes salivaires, et presque toujours, nous avons vu qu'il y avait émission d'urine.

Lorsque nous sommes arrivés à la dose mortelle, nos animaux sont morts, après de violentes crises épileptiformes et un coma plus ou moins long, entrecoupé de violents tremblements.

Avec des doses plus faibles, nous avons vu que l'animal, au bout d'un certain temps, se calme et cesse enfin de se mouvoir spontanément.

Dans certains cas, l'excitabilité était très diminuée, presque abolie (voir les expériences n°s 22, 24, etc.).

Nous avons fait ingérer à deux cobayes (voir expériences 22 *bis* et 23 *bis*) les quantités de 25 centigrammes et de 1 gramme de Valimyl en solution à 5 °/₀.

Nous avons vu se passer les mêmes phénomènes que nous avions remarqués après une injection sous-cutanée, avec, cependant, une intensité et une toxicité bien moindres.

EXPÉRIENCE N° 20

Cobaye n° 96. Poids : 540 grammes.

Injection sous-cutanée de 35 centigrammes de Valimyl à 5 °/₀ :

10 minutes après, rien de particulier.

15 — pousse quelques cris.

20 — l'agitation commence ; l'animal se jette contre les parois de sa cage. Titubation.

30 — se traîne autour de la cage et présente quelques mouvements convulsifs. Ce cobaye a une forte exophtalmie.
31 — tombe sur le flanc, l'agitation commence, son museau se cyanose.
40 — l'animal est sur le flanc. Il agite violemment ses membres mais ne présente pas de contractures.
1 heure après, bâillement, coma ; le réflexe palpébral a disparu.
2 — mort.

EXPÉRIENCE N° 21

Cobaye n° 95. Poids : 580 grammes.

Injection sous-cutanée de 35 centigrammes de Valimyl à 1 °/o :
5 minutes après, se met en boule.
10 — un peu d'agitation.
15 — tremblements généralisés, l'animal cherche à sortir de sa cage. On observe du balancement autour de l'axe, de la titubation.
20 — se jette contre les parois et pousse des cris.
25 — commencement de la dyspnée ; faiblesse du train postérieur.
30 — crise tétanique, ce cobaye est sur le dos, contracture des muscles de la nuque.
35 — toujours sur le dos, crise aiguë.
40 — cyanose du museau.
50 — toujours dans crises épileptiformes et une exophtalmie très prononcée.
60 — mouvement tonique et clonique, pas une seule minute de calme depuis le début de l'agitation.
1 h. 1/4 après, l'agitation est toujours la même.
1 h. 1/2 — l'agitation semble avoir diminué.
1 h. 40 — coma avec période de contracture. Réflexe palpébral disparu, contracture des muscles du bâillement.
2 heures — mort.

EXPÉRIENCE N° 22

Cobaye. Poids : 500 grammes.

Injection sous-cutanée de 12 centigrammes de Valimyl en solution 1 °/o :
10 minutes après, mange une feuille de chou avec une certaine agitation.
15 — continue à prendre la nourriture.
20 — agitation va croissant.
30 — animal est plus agité et pousse des cris.
40 — très excité, cherche à mordre ses voisins.
1 heure après, beaucoup moins d'agitation.
3 heures — état de somnolence, l'excitabilité est notamment diminuée.

EXPÉRIENCE N° 22 *bis*

(deux jours après).

Même cobaye que pour l'expérience n° 22.

25 centigrammes de Valimyl en solution 5 °/o donnée à ingérer dans une égale partie de lait.

10 minutes après, un peu d'agitation.
15 — se met en boule.
30 — toujours légère agitation.
1 heure après, claque des dents.
1 h. 1/2 — pousse des cris en tournant autour de sa cage.
2 h. 1/2 — presque calme.
3 heures — calme suivi de somnolence.

EXPÉRIENCE N° 23

Cobaye. Poids : 520 grammes.

Injection sous-cutanée de 12 centigrammes de Valimyl en solution à 5 °/o :
10 minutes après, pousse de petits cris.
20 — agitation croît.
30 — cherche à sortir de sa cage et fait des bonds.
35 — ne peut être maintenu dans sa cage. Voyage autour de la pièce en cherchant un coin pour se cacher.
1 heure après, beaucoup moins d'agitation.
1 h. 1/2 — se promène toujours autour de la pièce, semblant inquiet à chaque bruit.
2 heures — tendance nette au calme.

EXPÉRIENCE N° 23 *bis*
(4 jours après).

Même cobaye que pour l'expérience n° 23.

1 gramme de Valimyl en solution a été donné à ingérer à ce cobaye :
5 minutes après, tremblement, cris et agitation.
20 — court autour de la salle, cherche à grimper le long des murs.
40 — agitation persistante.
3 heures après, état de somnolence.

EXPÉRIENCE N° 24

Cobaye n° 94. Poids : 500 grammes.

Injection sous-cutanée de 18 centigrammes de Valimyl en solution à 5 °/o :
5 minutes après, on n'observe pas de modification de son état normal.
10 — légère agitation.
20 — agitation croît.
35 — rotation autour de l'axe.
40 — se traîne autour de la cage, son train postérieur paraissant paralysé.
1 heure après, calme avec excitabilité très diminuée.
Quelques heures après, on le retrouve couché dans un coin de sa cage, répondant très peu à l'excitation. N'accepte la nourriture que plusieurs heures après.

EXPÉRIENCE N° 25

Cobaye n° 93. Poids : 500 grammes.

Injection sous-cutanée de 20 centigrammes de Valimyl en solution à 5 °/o :
3 minutes après, crise épileptiforme.
10 — la crise d'épilepsie continue.
20 — couché sur le flanc, l'animal agite tous ses membres.
Quelques heures après, est trouvé mort.

EXPÉRIENCE N° 26

Cobaye n° 92. Poids : 520 grammes.

Injection sous-cutanée de 24 centigrammes de Valimyl en solution à 1 °/o :
10 minutes après, agitation commence, l'animal pousse des cris.
20 — se précipite sur les parois de la cage, claque des dents.
30 — crises épileptiformes interrompues par des courses autour de la cage ; durant ces crises, la tête est fortement renversée en arrière.
40 — se roule autour de l'axe, claque des dents et court très vite.
50 — état comateux avec de grandes inspirations, le réflexe palpébral a disparu. Nous observons des périodes d'immobilité complète, coupées de mouvements convulsifs de tous les membres.
2 heures après, mort.

EXPÉRIENCE N° 27

Cobaye n° 91. Poids : 580 grammes.

Injection sous-cutanée de 25 centigrammes de Valimyl en solution à 5 °/o :
5 minutes après, légère agitation, cris.
20 — forte agitation.
1 heure après, rotation autour de l'axe, mais se maintient sur ses pattes, l'agitation est moindre.
1 h. 1/2 — l'animal reste au repos avec balancement de la tête. De temps en temps il fait un pas de course et reprend ensuite l'état précédent.
3 h. 1/2 — Le cobaye est sur ses pattes, ne présentant aucun autre signe qu'une dyspnée un peu intense. Il cherche à fuir lorsqu'on essaye de l'attraper.
4 heures — état de somnolence.
5 — somnolence.
6 — l'excitabilité reprend.

EXPÉRIENCE N° 28

Cobaye. Poids : 450 grammes.

Injection sous-cutanée de 20 centigrammes de Valimyl en solution à 5 °/o :
10 minutes après, tourne autour de la cage, cherche à grimper, fait des bonds prodigieux

dans la salle. A certains moments il s'arrête, il se cambre, la tête fortement renversée en arrière.

30 minutes après crise épileptiforme qui dure sept minutes, l'animal se remet sur ses pattes.

45 — une autre crise épileptiforme, état désespéré. Asphyxie intense.

47 — semble reprendre. État tétanique avec grincement de dents.

50 — rotation autour de l'axe, cris perçants.

3 heures après, couché sur le flanc, état comateux. Période coupée de contractures généralisées.

3 h. 1/2 — mort.

ACTION SUR LES LAPINS

La dose mortelle pour le lapin est voisine de un gramme pour un animal de 2 kg. environ.

Des lapins de deux kilos réagissent à une injection sous-cutanée de 25 centigrammes avec une excitation caractéristique.

Ces phénomènes débutent quinze minutes après l'injection. Les animaux commencent par se gratter, surtout au point où s'est faite l'injection. Ils se montrent curieux, parfois extrêmement euphoriques, si cette expression peut leur être appliquée. Ils courent, font de petits bonds, poussent quelques cris, essayent de grimper sur les murs de la pièce. Souvent cette période est suivie d'une excitation plus accusée, avec des réflexes très exagérés. Dans cet état, les pupilles sont, peut-être, un peu contractées.

Nous avons observé et inscrit au tambour de Marey les modifications de la respiration ; nous en parlerons d'ailleurs plus loin, lorsque nous étudierons les réactions produites par l'injection intraveineuse.

De grosses doses, 50 à 60 centigrammes provoquent, après la période euphorique du début, un état qui se manifeste par des convulsions généralisées. L'animal fut pris souvent d'un tremblement intense de tous ses membres, se relevant parfois pour courir très vite dans sa cage en faisant le manège.

Quelquefois nous eûmes seulement des convulsions localisées, par exemple aux muscles du museau ou des quatre membres. Très souvent ces convulsions se prolongèrent sans arrêt, cinq, dix, quinze minutes. Ces contractures étaient généralement cloniques, les réflexes étaient exagérés.

La respiration ne s'arrêtait pas pendant les convulsions au contraire, on remarqua une forte dyspnée constante. Le cœur battait rapidement.

Un phénomène presque général que nous avons observé dans les fortes doses est une contracture des muscles de la nuque, rejetant la tête en arrière. Les vaisseaux des oreilles étaient alternativement remplis et vides de sang. L'animal présentait une grosse salivation.

Mais lorsque le lapin survit, après ce tableau de contractures tétaniques et de spasmes, il entre dans un état de vraie narcose, avec paralysie centrale motrice et abolition presque complète de la sensibilité. Le réflexe des oreilles a disparu tandis que le réflexe cornéen est conservé.

Harras, qui a étudié le effets narcotiques et contracturants des acides aromatiques et de leurs amides, a trouvé des effets physiologiques à peu près semblables.

EXPÉRIENCE N° 35

Lapin n° 16. Poids : 2 kilogs.

Injection sous-cutanée de 50 centigrammes de Valimyl en solution à 5 °/₀ :

5 minutes après, mange une feuille de chou.

10 — sort de sa cage, de la dyspnée, une légère agitation, euphorie, fait le va-et-vient d'une cage dans une autre en sautant par-dessus les bords. Quelques tremblements sont observés.

40 — reste immobile avec une excitabilité très diminuée.

1 heure après, état d'abrutissement, l'animal est couché sur le ventre et ne réagit plus à l'excitation.

2 — L'excitabilité paraît revenue avec une tendance au mouvement.

EXPÉRIENCE N° 36

Lapin n° 5. Poids : 2 k. 500 grs.

Injection sous-cutanée de 1 gramme de Valimyl en solution à 5 °/₀ :

5 minutes après, agitation, saute en dehors de sa cage.

15 — sur le flanc, tremblement puis crise épileptoïde, contracture généralisée avec renversement de la tête en arrière.

30 — crises épileptoïdes deviennent moins fréquentes, parfois l'animal reste immobile, couché sur le flanc, le réflexe palpébral est conservé.

50 — lorsqu'on le touche on provoque des crises épileptoïdes. Etat comateux.

1 heure après, mort.

Au cours de l'injection intraveineuse de Valimyl en solution à cinq pour cent isotonique, la période d'excitation est apparue souvent avant la fin de l'injection, l'animal réagissait violemment.

La dose mortelle a été obtenue avec 75 centigrammes. La période d'excitation, plus prompte qu'avec l'injection sous-cutanée, est aussi plus courte.

Avec des doses plus faibles, par exemple avec des injections intraveineuses de 10 centigrammes, même plusieurs fois répétées dans un court intervalle, nous avons pu éviter complètement la période d'excitation violente.

Nous avons obtenu avec cette façon d'opérer, une modération des phénomènes vitaux tout à fait caractéristique. L'animal n'était pas dans une période de sommeil véritable mais se présentait étendu comme un lapin au soleil, et complètement étranger à tout ce qui se passait autour de lui.

Sa température a été observée durant la période qui a suivi l'injection intraveineuse. Nous renvoyons, pour cela, aux expériences suivantes et à l'étude qui sera faite plus loin de l'action de Valimyl sur les divers appareils.

Nous dirons aussi que l'autopsie pratiquée sur ces divers animaux, souris, cobayes et lapins, ne nous a montré que de l'hyperhémie des poumons et de l'œdème pulmonaire ; les vaisseaux coronaires étaient remplis de sang et les lobules hépatiques bien distincts. Les vaisseaux du mésentère également remplis, tout cela nous montre qu'il y a stase sanguine très nette mais rien de bien particulier.

EXPÉRIENCE N° 37

Lapin n° 14. Poids : 2 k. 680 gr.

Injection intraveineuse de 125 milligrammes de Valimyl en solution à 5 %:
(L'animal a réagi très fortement à l'injection, empêchant l'inscription du tracé de la respiration.)

20 minutes après, calme, immobilité à peu près complète, l'animal étant sur ses pattes.
30 — se promène dans la salle. Lorsqu'on cherche à l'exciter il répond très faiblement.
1 h. 1/2 après, toujours même état. Ne prend aucune nourriture.
3 heures — encore dans un état de demi-narcose.

EXPÉRIENCE N° 38

Lapin n° 9. Poids : 2 k. 600 grammes.

Injection intraveineuse de 5 centigrammes de Valimyl en solution à 5 %:
(L'animal a réagi fortement à l'injection, empêchant le tracé de la respiration et de la circulation).

10 minutes après, l'animal reste couché et tout à fait insensible à n'importe quelle excitation. Les yeux grandement ouverts.
5 — Polypnée, réflexe cornéen conservé.
18 — Se rétablit sur ses pattes pour se reposer ensuite sur le ventre. Résolution musculaire, ses membres réagissent modérément à une excitation et cela d'une façon coordonnée. La pupille est normale.
20 — l'animal est maintenant étendu comme un lapin au soleil. Il répond à l'excitation par des sauts coordonnés.
30 — une excitation fait courir l'animal.
5 heures après, l'excitabilité de tout à l'heure a fait place à un état de calme.

EXPÉRIENCE N° 39

Lapin n° 13. Poids : 3 k. 330 gr.

Injection intraveineuse de 20 centigrammes de Valimyl en solution à 5 °/₀ :

(L'animal supporte très bien l'injection, se remue très peu lorsqu'on pousse le piston de la seringue ; ce lapin reste attaché pour pouvoir inscrire le tracé de la respiration ; à part une dyspnée assez considérable, ne semble pas présenter une agitation excessive ; il est cependant assez excitable. Tous ses réflexes sont conservés.)

			30 inspirations	
25	minutes	après	87	—
35	—	—	105	—
45	—	—	125	—
65	—	—	61	—
95	—	—	30	—

EXPÉRIENCE N° 40

Lapin n° 6. Poids: 2 k. 470 gr.

Injection intraveineuse de 25 centigrammes de Valimyl à 5 °/₀:
10 minutes après, un peu d'excitation.
30 — fait le tour de la salle.
35 — revient de lui-même se cacher dans sa cage, la période d'excitation est terminée.
1 heure après, se promène autour du laboratoire.

EXPÉRIENCE N° 41

Lapin n° 9. Poids 2 k. 400 grs.

On fait ingérer à ce lapin 1 gr. 25 de Valimyl en solution à 5 °/₀:
15 minutes après, pas de période d'excitation, entre dans une période de somnolence.
30 — calme, excitabilité réduite.
40 — état voisin de la narcose, très peu excitable, pupilles paresseuses à la lumière.
1 heure après, même état.
1 heure 1/2 après, même état.
2 heures après, même état.

ACTION SUR LES DIFFÉRENTS APPAREILS

Système nerveux. — Nous avons vu dans nos expériences que cette action est variable suivant les doses employées.

A dose forte le Valimyl est doué de propriétés nettement excitantes sur le cerveau et le bulbe. Cette période d'excitation est suivie d'une action paralysante. La mort par asphyxie dans les doses toxiques montre bien l'action paralysante bulbaire.

Il est difficile de déterminer exactement la localisation de cette substance sur le système nerveux central. Le Valimyl semblerait intéresser aussi le cervelet, car dans nos expériences, tant chez la souris que chez le cobaye, nous avons vu souvent de la rotation autour de l'axe et la perte de l'équilibre.

Action sur les nerfs périphériques. — Nous n'avons pas expérimenté dans cette voie et nous ne pouvons rien affirmer là-dessus, mais nous pouvons penser, grâce à l'analogie très grande entre les deux médicaments, la valériane et le Valimyl, qu'avec ce dernier les modifications dans la motricité et la réflectivité sont d'origine centrale et que les nerfs périphériques ne sont pas touchés. De même le muscle ne paraît pas en jeu dans l'action du Valimyl.

Cœur et circulation. — Nous apporterons entre autres ici l'observation de Kionka, qui a surtout étudié l'action du médicament à dose toxique : « A dose mortelle, la pression, après une ascension passagère, commence à baisser, reste pendant un temps assez long à une hauteur un peu inférieure à la normale et ne descend à 0° qu'au moment de la fin. Pendant le stade de l'abaissement de la pression, presque régulièrement on note un arrêt de la courbe, la pression baisse par intervalles très réguliers

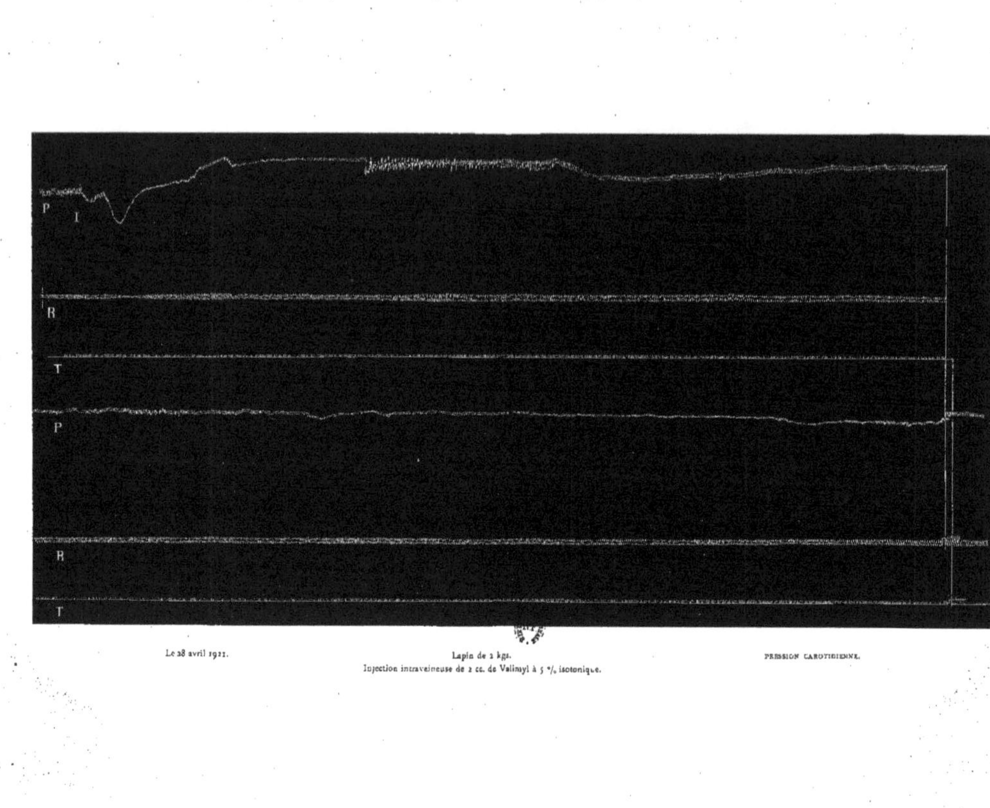

Le 28 avril 1921.

Lapin de 2 kgs.
Injection intraveineuse de 2 cc. de Valimyl à 5 °/o isotonique.

PRESSION CAROTIDIENNE.

P

I

R

P

II

R

Le 14 mars 1921.

Influence du Valimyl sur la pression artérielle

PRESSION CAROTIDIENNE.

Lapin n° 15. Poids 2 kgs.
Injection intraveineuse de Valimyl à 1 %

I Injection de 5 cc.
II 2° injection de 2 cc.

pour remonter ensuite à la même hauteur, de telle sorte que la courbe présente des oscillations d'égales longueurs. Si l'on pousse plus loin l'intoxication, ces oscillations deviennent de plus en plus courtes et enfin, lorsque la pression est au plus bas, la courbe donne l'impression d'un pouls bigéminé.

« Le diéthylisovalériamide exerce une action sur le sang et sur le protoplasma comme tous les éthers et les aldéhydes de la série grasse.

« Nous avons trouvé, après des injections sous-cutanées répétées et fréquentes de 25 cgr. chez les lapins, des altérations du parenchyme, de divers organes, ainsi que des altérations des vaisseaux pulmonaires. »

Alter trouve que la vasomotricité est très influencée par le diéthylisovalériamide. On assiste à une élévation de la tension artérielle par irritation des vaso-constricteurs. Les doses injectées plus fortes produisent ensuite des phénomènes d'hypotension. Les phénomènes paralytiques sont interrompus par des périodes d'intermission, lesquelles conduisent à une hypotension manifeste.

Le cœur reste, chez les animaux à sang froid, pour ainsi dire intact. Chez les animaux à sang chaud il résiste très longtemps et ne succombe que très tard, épuisé par les convulsions.

Personnellement, nous avons vu chez la souris que les oreillettes continuaient à battre longtemps après la mort.

Comme nous l'avons dit plus haut, son action est manifeste et rapide sur les vaso-constricteurs.

Nous avons fait un certain nombre d'expériences sur la circulation avec des doses non toxiques de Valimyl — nous rapportons ici deux tracés de la pression carotidienne obtenue avec le Kymographion de Ludwig, modifié par Morat.

Pour le tracé n° 1 nous avons fait une injection intraveineuse de 10 centigrammes de Valimyl en solution isotonique à 5 °/₀. Presque immédiatement après l'injection on voit se produire une élévation notable de la pression qui redevient normale en vingt minutes.

Plus loin, au tracé n° II, une première injection intraveineuse de 5 centigrammes de Valimyl à 1 °/₀ a été faite à un lapin, suivie d'une deuxième injection de 2 centigrammes de Valimyl, même concentration. Dans ce cas il y a élévation de la pression à chaque injection pour revenir progressivement à la normale en dix minutes.

Nous avons répété plusieurs fois ces expériences. Dans d'autres tracés que nous ne rapportons pas ici, nous avons fait, par exemple, quatre injections consécutives de Valimyl à un quart d'heure d'intervalle chaque. La pression s'est élevée après les trois premières injections pour rester définitivement en plateau après la quatrième injection.

Comment élucider le mécanisme de cette action circulatoire? Ici encore nous serons forcés de faire une hypothèse et de penser que par analogie avec la valériane ces phénomènes seraient sous la dépendance exclusive du système nerveux central.

Il n'y aurait pas d'actions sur les extrémités périphériques soit des accélérateurs, soit des modérateurs.

Mais, comme nous le verrons plus loin, quand nous étudierons la thérapeutique de ce médicament, nous constaterons les effets régulateurs de ce corps sur la circulation.

Respiration — La respiration est influencée par le Valimyl. Nous avons trouvé que ce médicament produisait une augmentation du nombre des mouvements respiratoires, commençant peu après l'injection, pour revenir ensuite à la normale.

Par exemple : après une injection de 10 centigrammes de Valimyl en solution à 5 %, le nombre des mouvements respiratoires, qui était de quarante avant l'injection, est passé une minute après à soixante, était de cinquante-quatre cinq minutes après, pour retomber au bout d'une heure environ à un chiffre voisin de quarante.

Si nous nous rapportons à l'expérience n° 39 nous voyons que l'augmentation des mouvements respiratoires est encore plus sensible avec une injection intraveineuse de 20 centigrammes de Valimyl.

Le rythme a toujours cependant été très régulier. Voici un tracé de respiration après 5 centigrammes de Valimyl intraveineux.

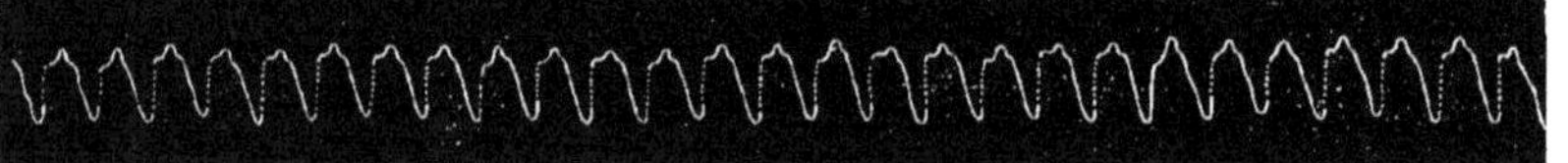

Température. — La température est aussi nettement influencée par le Valimyl.

Voici quatre expériences faites sur des lapins :

EXPÉRIENCE N° 52

Lapin n° 2. Poids : 2 k. 730.

Injection intra-veineuse de 20 centigr. de Valimyl en solution à 5 °/o :

Avant injection, T.	39°5	
15 minutes après,	40°1	Très légère agitation.
30 — —	40°3	Dyspnée.
45 — —	40°1	Calme.
1 heure —	40°2	Calme.
1 h. 1/4 —	40°	

EXPÉRIENCE N° 53

Lapin n° 9. Poids 2 k. 600.

Injection intra-veineuse de 50 centigr. de Valimyl en solution à 5°/o :

Avant injection, T.	39°	
15 minutes après,	39°	Crise tétanique.
30 minutes —	38°2	
45 — —	38°3	Torpeur.
1 heure —	38°4	Narcose.
5 heures —	39°8	

EXPÉRIENCE N° 54

Lapin n° 18. Poids :

Injection intra-veineuse de 25 centigr. de Valimyl en solution à 5 °/o :

Avant injection	38°6	
15 minutes après	39°2	Contractures.
30 — —	38°9	
45 — —	38°9	Réflexe cornéen aboli.
1 heure —	38°2	Les réflexes reparaissent.
1 h. 1/4 —	38°1	Période de calme.
1 h. 1/2 —	38°4	Narcose.
2 heures —	38°5	Narcose.
2 h. 1/4 —	38°5	Narcose.

EXPÉRIENCE N° 54 *bis*

Lapin n° 19. Poids :

Injection sous-cutanée de 1 gramme 25 de Valimyl en solution à 5 °/o :

Avant injection, T.	38°8	
15 minutes après,	39°5	Euphorie.
30 — —	39°3	Crise épileptoïde
40 — —		Coma.
50 — —		Mort.

Comme nous le voyons dans trois de ces expériences, la température a chaque fois monté de quelques dixièmes après l'injection pour redescendre ensuite.

Le Valimyl ne paraît pas exercer d'action importante sur les autres appareils. Il n'y a qu'à noter une action sécrétoire sur les glandes salivaires et une action diurétique nette chez tous les animaux auxquels on fait absorber des quantités un peu considérables de ce produit.

En résumé, nous voyons au point de vue physiologique que le diéthylisovalériamide possède des propriétés pharmacodynamiques très importantes et que très souvent les résultats ont été semblables à ceux obtenus notamment avec le suc frais de valériane, et qu'ils ont été différents de ceux produits par d'autres préparations de valériane aux effets très variables.

Ajoutons enfin, que nous avons ici une grande constance dans cette activité pharmacodynamique.

CHAPITRE IV

PHYSIOLOGIE ET THÉRAPEUTIQUE

D'après les études qui ont été faites sur les dérivés amides de l'acide valérianique et, en particulier, après nos expériences physiologiques sur le Valimyl, nous pouvons envisager la thérapeutique de ce médicament.

Nous tiendrons compte de son action vaso-motrice et de son action heureuse sur l'élément nerveux.

Cette belle synthèse met à la disposition du médecin un corps très actif qui doit être considéré comme le principe véritablement efficace des dérivés de la valériane ; mais tandis qu'il fallait pour être assuré de produire des effets, faire absorber des dizaines de grammes d'extrait, il suffit, pour obtenir les mêmes résultats, de 40 à 50 centigrammes de Valimyl.

Naturellement, les indications du Valimyl seront exactement celles des préparations de valériane. Or, TROUSSEAU, dont l'œuvre thérapeutique vit encore en entier, a prouvé que l'on possédait dans la valériane une substance anti-spasmodique par excellence.

De plus, nous trouvons dans la *Revue de Pharmacologie médicale*, l'article suivant :

« M. le Professeur BOUCHARD, en 1873, a publié à la Société de Biologie une étude trop peu connue sur la valeur de cette plante (la valériane) ; il a démontré par des expériences physiologiques qu'en dehors de l'action sur le système nerveux central, cette drogue exerçait une action d'épargne importante et qu'elle diminuait dans des proportions considérables la production de l'urée, ce qui en fait un médicament remarquable dans le diabète maigre et l'azoturie essentielle. Il a rappelé que les Indiens du Mexique et de la Basse-Californie en faisaient un usage empirique fort curieux en se servant de la valériane pour pouvoir traverser sans fatigue extrême les régions qui séparent ces deux pays.

« D'autre part, Binz, Professeur de Pharmacologie à Bonn, a démontré avec Grisar que les principes de la valériane agissent comme *antagonistes des poisons convulsivants*. Lauder Brunton, de Londres, a prouvé de son côté que la valériane *arrêtait l'action convulsivante des petites doses* de strychnine.

« Toute préparation qui renferme des dérivés de l'essence de valériane est donc capable d'exercer une action défavorable sur l'*excitation nerveuse* de tout genre, que ce phénomène soit *cérébro-médullaire ou du domaine des appareils circulatoire, digestif ou respiratoire.* »

D'autre part, qu'est-ce qu'un anti-spasmodique ? C'est un agent destiné soit à guérir, soit à prévenir les spasmes ou contractions anormales, nuisibles ou inutiles des muscles. Lauder Brunton nous dit que les anti-spasmodiques agiraient soit en consolidant l'état de subordination dans laquelle les centres nerveux doivent tenir les centres inférieurs ou les muscles, soit en diminuant l'hyperexcitabilité des muscles irritables et des centres excito-moteurs inférieurs. Ainsi les antispasmodiques peuvent agir sur les centres nerveux supérieurs affaiblis, à la manière de stimulant et leur rendre le pouvoir névrosthénique régulateur qui leur manque.

Dans le cas d'excitabilité morbide des centres nerveux inférieurs prédominants, ils peuvent aussi diminuer l'excitabilité des centres nerveux inférieurs et des muscles, lorsque ceux-ci sont excités.

Le Valimyl diminue, très certainement, l'excitabilité réflexe exagérée, après la période d'excitation qui peut être passagère ou même nulle.

Nous avons vu dans nos expériences l'action régulatrice du Valimyl sur la circulation. Nous avons remarqué aussi une action diurétique nette.

Le Valimyl pourra, très certainement, nous rendre des résultats thérapeutiques dans les états nerveux convulsifs et les états d'hyperexcitabilité du système nerveux.

Les phénomènes convulsifs ne sont pas rares ; par exemple, l'excitabilité d'un nerf mixte peut provoquer l'excitation des fibres motrices de ce nerf, et certaines névrites périphériques peuvent provoquer des convulsions partielles directes. Mais plus souvent les convulsions sont d'origine centrale ou d'origine spinale.

Nous avons vu que les effets de la strychnine, type des excito-moteurs de la moelle sont annihilés par des prises de Valimyl.

Mais de ces convulsions, comme l'a démontré Brown-Séquard, beaucoup sont d'origine périphérique. Cependant il est vraisemblable que, pour la localisation de semblables réactions, il existe un certain degré d'hyperexcitabilité des centres bulbo-médullaires.

On pourra donc tirer du Valimyl les meilleurs effets dans les crises nerveuses, dans les névralgies qui s'accompagnent assez souvent d'une irritabilité qui tend à perpétuer la douleur. De même le Valimyl produira un effet sédatif utile dans les phénomènes spasmodiques si douloureux des troubles cardiaques ou vasculaires, qui accompagnent la menstruation chez un grand nombre de femmes.

Nous pouvons prévoir, comme nous sommes en train de l'étudier, que dans les maladies de la nutrition, surtout occasionnées par l'excitation du processus d'excitation, cause première de la cachexie des dyspeptiques, et déminéralisation des pré-tuberculeux, état si bien étudié par M. Albert Robin, on pourra tirer de l'emploi du Valimyl les plus grands avantages en diminuant les excitations et en empêchant ainsi la dénutrition dans les dyspepsies, les maladies de consomption, le diabète, etc...

Comme on le voit, les indications du Valimyl sont nombreuses.

CHAPITRE V

ÉTUDE THÉRAPEUTIQUE ET CLINIQUE

Comme toutes les préparations actives de la valériane, le Valimyl possède une odeur forte et de plus une violente saveur. Aussi est-il préférable d'administrer ce médicament sous la forme de capsules et de le mélanger à une matière grasse, à l'huile, par exemple, dans lequel il est très soluble.

Dans nos essais thérapeutiques, nous avons employé des capsules de gélatine dosées à 5 milligrammes et nous avons obtenu, avec de petites doses, des effets vraiment satisfaisants.

Nous rapportons ici un extrait de l'article de M. Bardet, duquel nous avons tenu grand compte pour l'emploi de ce médicament :

« Chez un certain nombre de femmes, j'ai pu constater que le diéthylisovalériamide à la dose de 0 gr. 20, 0 gr. 30 par jour possédait véritablement le pouvoir de modifier avantageusement et rapidement les troubles divers dus à une irritation névropathique, notamment aux périodes cataméniales et surtout dans les troubles de la ménopause. Je ferai seulement une critique, c'est sur la forme médicamenteuse. En raison de son odeur forte et désagréable et de sa saveur âcre et irritante, le diéthylisovalériamide est donné en capsules dosées à 125 milligrammes et additionné de poids égal de spermaceti, c'est du moins la seule forme qu'il m'ait été donné d'employer. Certes on peut par ce moyen diminuer les propriétés fâcheuses du médicament, mais cette forme me semble encore imparfaite et il serait utile de trouver en pharmacie un procédé plus élégant, susceptible de supprimer l'odeur aussi bien que la saveur, et surtout capable de laisser au produit moins de nocivité sur les muqueuses. Ce serait d'autant plus facile, il me semble, que les doses sont fort peu élevées. Puisque trois capsules dosées à 125 milligrammes sont suffisantes, il serait fort simple de diviser encore plus la masse et de faire absorber la dose journalière en un plus grand nombre de capsules. D'autre part, chez les enfants l'administration des capsules est difficile et il serait bon de trouver une forme liquide acceptable. »

De plus, Klemperer, qui a déjà employé ce médicament en capsules contenant 0 gr. 125 de ce produit, nous dit qu'il a fait des expériences sur trente-quatre sujets qui, ensemble, ont pris deux mille capsules de diéthylisovalériamide, lesquelles ont été très bien tolérées.

« Aucun de mes patients », dit-il, « dont quelques-uns étaient assez émotifs, n'a jamais refusé la dose qui comprenait trois capsules par jour. Parmi ces malades, j'avais douze nerveux, dont dix femmes et deux hommes ; en général tous étaient contents de l'action de ce produit. La plupart pensaient que l'action calmante du diéthylisovalériamide était analogue à celle de la valériane. »

D'un autre côté Alter ajoute :

« J'ai fait mes premiers essais dans le domaine de la valériane, c'est-à-dire dans l'hystérie et la neurasthénie. Je puis dire tout d'abord que le médicament fut accepté avec plaisir sans exception, que l'action en était bienfaisante et qu'aucun accident ne pût être enregistré. C'est dans la dysménorrhée particulièrement que le médicament m'a rendu service en amenant une grande amélioration et même la disparition des douleurs. De même dans ces névroses cardiaques qui souvent compliquent les différentes psychoses. J'ai traité également les mêmes phénomènes chez des malades non atteints de psychose.

« J'ai toujours administré le diéthylisovalériamide à des doses progressivement croissantes. Je commençais par 1 ou 3 capsules une fois par jour et en augmentant d'une capsule par jour, j'arrivais à 3 capsules trois fois par jour et même 3 capsules cinq fois par jour. Je restais à cette dose pendant huit, dix jours et je redescendais ensuite progressivement. Ce régime donnait des résultats apparents dans les névroses pures du cœur. Chez ces malades tous les troubles comme : angoisses, irrégularités, disparaissaient et après une cure complète le succès se maintenait pendant des mois. Le cas le plus frappant a trait à une garde-malade âgée dont l'état du cœur rendait tout travail impossible. Toutes les autres médications restèrent sans effet, mais après sa première cure de diéthylisovalériamide, elle fut en état de reprendre son métier et de le poursuivre. Elle continue les cures depuis plus de deux ans et se maintient dans un état de santé très satisfaisant. Il est difficile de donner une explication nette de cette action du diéthylisovalériamide sur les troubles cardiaques. Il faut penser que dans ces états morbides, il s'agit surtout de troubles dans la vaso-motricité. Un agent thérapeutique, comme ce produit qui justement agit sur les vasomoteurs, présente une valeur curative.

« Après une seule dose, petite ou grande, j'observais régulièrement une ascension de la tension artérielle qui, avec des différences individuelles, présente une courbe ascendante nette. Je me suis toujours tenu à la dose initiale massive de 3 capsules par jour. La courbe, en général, est très caractéristique : le point culminant est atteint en 8-10 heures (après de fortes doses) par une courbe intermittente et non régulièrement ascendante ; quelquefois la courbe se maintient en plateau pendant quelque temps. Lorsque la T. A. revient à la normale, la chute de la courbe se produit avec les mêmes accidents. Même avec les petites doses du début de la cure, instituée par moi, j'observe une légère augmentation de la pression, qui ensuite redescend petit à petit. On observe des différences individuelles sensibles.

« En tout cas, on arrive à une sorte de plateau où il y a abaissement de la courbe.

« Il survient à ce moment, après une excitation passagère des centres vasomoteurs, une réduction de leur excitabilité aussi bien normale que pathologique. Voici une expérience tout à fait caractéristique : la même dose d'adrénaline produisant, chez une personne témoin, une augmentation de tension de 100 à 160 (Gartner tonomètre), chez une malade en pleine cure de diéthylisovalériamide, ne produisait qu'un écart de 80 à 105, toutes choses égales d'ailleurs.

« Toutes ces considérations m'ont conduit à penser que le diéthylisovalériamide était précieux pour le traitement de certains états psychopathiques dans lesquels la T. A. entre en ligne de compte. Il arrive souvent que l'on observe chez ces malades des états de dépression correspondant à une tension exagérée et au contraire un état euphorique coïncidant avec une tension diminuée. On peut aller plus loin. Une longue suite de mensurations tonométriques m'ont amené à croire que l'état d'esprit des malades psychiques était en rapport avec leur tension.

« Mais ici intervient tout un groupe de psychose en dépendance étroite avec l'état de la circulation, dont il est encore difficile de poser les limites. Là, la courbe de la tension est pour ainsi dire parallèle à la courbe de leur état affectif. Les états maniaques correspondent à une pression abaissée, les états dépressifs à l'hypertension.

« J'ai également observé que la pression sanguine jouait un grand rôle dans la psychopathie pendant la menstruation.

« De même pour les états paralytiques qui sont maintenant du domaine de l'hystérie. Tout ceci nous amène à éclairer l'action psychique et les indications du diéthylisovalériamide. Je le réserve surtout pour ces états psychopathiques. »

Dans l'hystérie, ce médicament a donné des résultats très satisfaisants, ramenant le sommeil et devenant parfois un hypnotique très heureux, amenant toujours une sédation des troubles vasomoteurs dus à la menstruation.

Des observations que l'on trouvera plus loin nous ont montré une action bienfaisante dans les douleurs de nature dysménorrhéique et dans les cas de psychose de la menstruation. Mais, comme le fait remarquer un auteur, il est préférable de n'instituer jamais le traitement au moment des règles à cause de l'ascension primitive de la tension, laquelle peut encore augmenter les troubles morbides. Toutefois, si le cas se produit, on peut y parer en faisant évaporer quelques gouttes de Nitrite d'Amyle dans la chambre.

En résumé, ce médicament peut être considéré comme un anti-hystérique, anti-nerveux, quelquefois hypnotique et précieux dans la dysménorrhée.

La migraine elle-même semble influencée avantageusement par le Valimyl, tandis que dans l'angine de poitrine les résultats ont été nuls.

Dans les gastralgies nerveuses les essais n'ont pas été poussés très loin.

« C'est surtout dans les cardio-névroses que j'ai obtenu les meilleurs résultats, même avec des doses très petites », nous dit KLEMPERER.

Personnellement, nous avons essayé le Valimyl dans deux cas de séquelles nerveuses consistant en tics, spasmes et névralgies, suites d'encéphalite léthargique ancienne. Il faut avouer que nous n'avons pas obtenu de résultats bien certains. Il est vrai que nous n'avons pu suivre ces malades assez longtemps. Nos essais thérapeutiques n'ont pas été concluants dans un cas de syndrome parkinsonien ayant débuté il y a deux ans et présentant actuellement des tremblements surtout apparents à la main droite, accompagnés de violents maux de tête et d'une névralgie de tout le côté droit, surtout intense au bras, qui n'a pu être calmée d'une façon efficace par aucun traitement. Cependant, nous avons agi heureusement sur l'insomnie nerveuse de cette malade. Nous continuons le traitement, avec neuf capsules de Valimyl par jour.

Le diéthylisovalériamide a été employé contre les bourdonnements d'oreilles il y a quelques années, par KNOPF qui nous indique qu'après les suppurations chroniques de l'oreille il se produit des phénomènes de sclérose contre lesquels la thérapeutique est impuissante.

Mais pour ce qui est de l'otosclérose, son symptôme marquant est le bourdonnement de l'oreille, rendant les malades de véritables martyrs avec l'hallucination de l'ouïe. Nous avons aussi les bourdonnements dans les affections de l'oreille interne.

« Les préparations de brome n'ont donné que de maigres résultats. La valériane a été un peu plus efficace », dit KNOPF. Il rapporte onze cas. Nous verrons plus loin, en rapportant ses observations, qu'il a eu très souvent une amélioration et une disparition du bourdonnement de l'oreille et il conclut : « Le résultat est engageant quand on pense combien désespéré est le pronostic de ces affections. De toute façon je n'attendais pas davantage.

« Le diéthylisovalériamide paraît donc être le meilleur médicament contre les bourdonnements d'oreilles symptomatiques. Il serait utile de faire d'autres recherches avec des doses de diéthylisovalériamide allant de trois à neuf capsules. Ce médicament semble agir d'une façon rapide ou bien d'une façon nulle sur les bourdonnements d'oreilles, et si ce produit n'a pas agi en huit jours, il est inutile de l'administrer davantage. »

Après nos expériences pharmacologiques, nous avons pu passer au lit du malade. Nos premiers essais ont été faits dans des cliniques privées, dans le service de M. le Professeur CARNOT, à l'hôpital Beaujon, et dans le service de M. le Professeur Pierre MARIE, à la Salpêtrière.

Nous avons administré ce médicament dans des capsules de gélatine contenant 5 centigrammes de Valimyl. On a cru bien faire en remplaçant la graisse de mouton par l'huile d'olive, donnant plus de protection à ce médicament. Nous donnions habituellement six à dix capsules par jour.

Les résultats obtenus chez les hystériques furent inconstants; cependant certains malades présentèrent une amélioration réelle de leur état. Les effets constatés chez des viscéro-névropathiques furent extrêmement satisfaisants. Pour les troubles fonctionnels du cœur (sans lésions) les palpitations et les intermittences cédèrent à la médication.

Mais les résultats les meilleurs ont été obtenus dans les névralgies et les troubles de la menstruation. Ce médicament a même été employé dans la gravidité.

Nous faisons suivre ce chapitre de quelques observations d'effets obtenus avec le diéthylisovalériamide par Kionka et Liebrecht, Meyer, Freudenberg, Bardet et par nous.

*
* *

Observation I (Kionka). *Hystérie.* — Mlle B... présentant des troubles subjectifs (maux de tête et boule hystérique) a été très améliorée par le diéthylisovalériamide, une hémoptysie hystérique n'a pas été influencée par la médication.

Observation II. *Hystérie et troublés dysménorrhéiques.* — Mme S..., 26 ans. Mariée depuis 6 mois. Maigre, anémique, constitution faible, mère extrêmement nerveuse ; la malade, évidemment hystérique, se plaint depuis plusieurs années de douleurs dans le ventre, en particulier pendant les règles. Les gynécologues ont constaté une ptose utérine ; on n'a rien trouvé de particulièrement pathologique, à part une ptose générale accompagnée d'hémorrhoïdes.

Après une médication interne de courte durée accompagnée de massages, les phénomènes morbides disparurent et la malade se croyait guérie. La période des règles est intervenue sans aucune douleur, mais brusquement sont apparus des phénomènes cutanés bizarres qui consistaient en une éruption d'urticaire débutant par les mains et se généralisant à tout le corps en provoquant une cuisson insupportable ainsi que du prurit.

La malade désorientée se tortille dans son lit, malgré que chaque mouvement intempestif augmente les douleurs. Elle présente le tableau typique de la folie vasomotrice.

On a prescrit de l'extrait d'ovaire en persuadant la malade que son malaise s'évanouirait aussitôt, mais ni la médication, ni la suggestion n'amenèrent aucun soulagement. De même la valériane et le bromure restèrent sans effet. On prescrit le diéthylisovalériamide, une heure après l'absorption du médicament, tous les phénomènes morbides ainsi qu'une céphalée persistante disparurent. Le lendemain, le tableau se reproduisait et la malade reprit de la valériane, qui resta sans effet. Une capsule de diéthylisovalériamide remédia à tout. Les jours suivants, plusieurs crises analogues furent conjurées par le diethylisovalériamide. Depuis, malgré que trois périodes menstruelles se soient succédé, la malade ne vit plus se reproduire ces phénomènes étranges.

Observation III. *Hystérie.* — Mme B..., 60 ans, — mère de la précédente malade — hystérie grave avec retentissement psychique ayant nécessité un séjour dans une maison de santé spéciale. Très bons effets par le diéthylisovalériamide.

Observation IV. *Hystérie et dysménorrhée.* — Cette malade, une hystérique grave, avait des troubles sexuels (nymphomanie et prurit) en particulier pendant la période mensuelle, souffrait également de phénomènes vasomoteurs (bouffées de chaleur). L'effet de la thérapeutique par le diéthylisovalériamide en combinaison avec une suggestion hypnotique, fut, là aussi, extrêmement satisfaisant.

Observation V. *Hystérie et gastralgie.* — Mme F..., 48 ans, hystérique, sans passé héréditaire, souffre depuis des années de gastralgies nerveuses. Aprés 20 centigrammes de Valimyl, les douleurs disparaissent. Si l'on dépasse la dose de 2 capsules chez cette malade, elle se dit en être incommodée.

Observation VI. — Mme S..., 29 ans. Anémique, sans passé héréditaire, souffre depuis son dernier accouchement, ayant eu lieu il y a quatre ans, de douleurs abdominales. A essayé de tous les traitements. Là également, 20 à 30 centigrammes de Valimyl par jour apportent un soulagement efficace, sans effet prolongé.

Observation VII. *Hystérie.* — Chez cette malade, le médicament a agi également d'une façon remarquable en ramenant le sommeil ; il s'agissait d'une hystérie avec troubles vasomoteurs et sexuels, cette malade étant extrêmement influençable.

Observation VIII. *Grippe* (observation auto-personnelle de DIRUF dans la *Medicinische Klinik*). — Au commencement d'octobre 1910, j'ai été affligé d'une grippe intense qui m'affaiblit considérablement. J'ai eu une récidive en février 1911 et je fus presque obligé de garder le lit et lâcher toute ma clientèle. Les forces revenaient peu ou pas du tout jusqu'à la fin février où j'ai commencé à absorber trois fois par jour 10 centigrammes de diéthylisovalériamide. J'ai constaté avec joie que l'insomnie et les symptômes nerveux, résidus des deux grippes, disparurent en trois ou quatre semaines. Je conseille donc le produit aux confrères qui ne le connaissent pas encore pour des cas semblables.

Observation IX. *Crises nerveuses* (par FREUDENBERG). — Mme N..., 58 ans, gracile, nutrition normale. Insuffisance mitrale. Nervosité excessive. Présente depuis longtemps des crises nerveuses qui quelquefois la laissent sans connaissance. Quelques capsules de diéthylisovalériamide réussissent à conjurer les crises.

Observation X. *Anémie.* — Mme B..., 24 ans. Anémique (passé héréditaire chargé), souffre depuis des années d'hémicranie. Se soigne à l'antipyrine depuis longtemps, mais n'obtint des résultats brillants qu'avec le Valimyl.

Observation XI. *Palpitations cardiaques.* — Mme S..., 45 ans. Malade adipeuse, courte, sanguine, palpitations, céphalée, vertiges qui disparaissent par le Valimyl.

Observation XII. *Paraplégie.* — M. B...,72 ans. Paraplégie depuis quatre ans. Ramollissement cérébral, torturé par une absence totale de sommeil, que rien ne fait revenir. Obtient par le diéthylisovalériamide un sommeil parfait qui enchante la famille.

Observation XIII (Freudenberg). — Mme W..., 44 ans. Adiposité modérée, forte taille avec une musculature faible, anémique. Troubles de la ménopause. Beau succès.

Observation XIV (Freudenberg). — M. W..., le mari de la précédente malade, 48 ans. Neurasthénique, insomnie, excitation nerveuse. Obtient par le diéthylisovalériamide un sommeil bienfaisant.

Observation XV (Knopf). — M. J..., 34 ans, vient se faire soigner le 27 février 1904 pour des bourdonnements de l'oreille droite ; le tympan gauche est épaissi, à droite congestionné, acuité auditive à gauche = 1/4, à droite = 1/40. Les phénomènes inflammatoires du tympan droit cèdent lentement. Le 5 avril 1904, l'acuité auditive est égale à 1/20. Le malade vient deux fois par semaine pour des insufflations.

Le 5 mai 1904, l'acuité auditive à droite est égale à 1/12. Le malade se plaint surtout de bourdonnements d'oreilles et non de la dureté d'oreilles. Le malade prend tous les jours 15 gouttes de bromure.

Le 6 juin, les bourdonnements d'oreilles et d'acuité auditive n'ont pas changé ; les deux tympans sont également épaissis. On administre 30 centigrammes de diéthylisovalériamide par jour.

Le 14 juin, la tête devient plus libre, il y a encore quelques bourdonnements mais beaucoup moins accusés. L'acuité auditive = 1/10 le 22 mai 1904. Les bourdonnements cessent presque complètement. Le malade cesse le traitement, il peut s'endormir facilement, ce qui lui était impossible à cause des bourdonnements de l'oreille droite.

Le 21 juillet 1904, le malade se trouve tout à fait bien et a meilleure mine. L'acuité auditive à droite = 1/4. Depuis le 30 juin, le malade n'a plus repris de diéthylisovalériamide.

Observation XVI (Knopf). — M. D..., employé, 28 ans. Otosclérose héréditaire progressive double. Depuis des semaines se fait faire journellement des insufflations et des cathétérismes. On réussit à améliorer par les massages une pharyngite chronique. Les cures d'air, les eaux et les cures diététiques sont absolument sans effet, ainsi que le brome.

Pendant trois semaines, on donne 30 centigrammes de diéthylisovalériamide par jour.

Les bourdonnements d'oreilles qui agaçaient le malade davantage que sa dureté d'oreilles (1/50) n'ont pas changé.

Observation XVII (Knopf). *Bourdonnements d'oreilles.* — Mme B. J..., paysanne, 31 ans.

Le 19 juillet 1904, otosclérose bilatérale de l'oreille interne et moyenne, à gauche bourdonnements d'oreilles très prononcés. Acuité auditive à droite = 3/100, à gauche = 2/100.

Légère amélioration après insufflations.

Le malade prend tous les jours 3 grammes de bromure de sodium jusqu'au 22 juillet 1904. Les bourdonnements d'oreilles à gauche augmentent.

On institue la médication par le diéthylisovalériamide : 4 capsules par jour.

Le 23 juillet, les bourdonnements d'oreilles persistent.

Le 25 juillet, les bourdonnements diminuent. La malade se sent soulagée. L'acuité auditive à droite = 1/30, à gauche = 1/100.

Le 27 juillet, les bourdonnements ont cessé, sauf un léger sifflement.

Le 29 juillet, les sifflements reviennent rarement et ne durent pas longtemps. La malade est enchantée, on cesse la médication le 4 août.

La malade s'est livrée à des travaux des champs très fatigants pendant la grosse chaleur, les bourdonnements d'oreilles ont réapparu. On administre 30 centigrammes de diéthylisovalériamide par jour.

Depuis 8 jours, plus de bourdonnements d'oreilles. L'acuité auditive à droite = 1/25, à gauche = 1/100.

Le 16 septembre, la malade a travaillé d'une façon intense les derniers temps et les bourdonnements ont réapparu.

Diéthylisovalériamide.

Le 28 octobre, depuis ce moment les bourdonnements d'oreilles sont très rares et ne persistent pas très longtemps.

Observation XVIII. — M. E..., 59 ans. Depuis 14 jours, bourdonnements d'oreilles des deux côtés. L'acuité auditive des deux côtés est égale à 1/300. Les insufflations sont sans succès.

Sclérose sénile de l'oreille interne.

Diéthylisovalériamide.

Le malade ne revient pas.

Observation XIX. — Mme N..., femme de ménage, 65 ans. Cholestéatome. Bourdonnements d'oreilles persistant depuis des années et augmentés les derniers temps. Pendant 14 jours : 30 centigrammes de Valimyl par jour. La malade se sent très calmée, mais les bourdonnements d'oreilles n'ont pas changé.

Observation XX. *Bourdonnements d'oreilles.* — Mme A..., femme de ménage, 34 ans. Anémie, pharyngite chronique avec suppuration récidivante et bilatérale de l'oreille interne.

Le 28 octobre 1904, de nouveau otorrhée. Les bourdonnements d'oreilles à droite sont tellement importants que la malade ne peut pas s'endormir. Traitement local de la suppuration de l'oreille moyenne. Diéthylisovalériamide.

Le 4 novembre 1904, l'otorrhée persiste ; les bourdonnements d'oreilles sont améliorés et ne dérangent pas le sommeil de la malade. L'acuité a augmenté.

Le 24 novembre, on constate une perforation double du tympan. Plus de bourdonnements d'oreilles.

Observation XXII. — Mlle D..., 28 ans. En traitement depuis deux ans pour sclérose héréditaire.

Le 20 décembre 1904, s'est aperçue dernièrement d'une diminution de l'acuité auditive, souffre de bourdonnements d'oreilles bilatéraux. Comme cause : un ébranlement psychique intense. Des douches d'air journalières, qui apportaient une amélioration rapide, sont sans succès.

Le 18 janvier 1905, la malade a eu une forte grippe, les bourdonnements d'oreilles ont augmenté.

Diéthylisovalériamide.

Le 8 février, les bourdonnements d'oreilles n'ont pas cessé, l'acuité auditive est un peu meilleure, la malade sort beaucoup mieux.

Le 11 février, les bourdonnements d'oreilles commencent à céder.

Le 15 février, la malade se plaint d'avoir des renvois après l'absorption des capsules de diéthylisovalériamide.

Le 27 février, les bourdonnements d'oreilles ont presque disparu. L'acuité auditive est revenue comme avant à 1/25e.

Observation XXIII (transmise par Mlle Borch, de Paris, docteur en médecine). — M. N., 33 ans. Blessé à la guerre en 1914, plaie du crâne par balle, hémiplégie gauche, trépanation très large avec hernie du cerveau, cicatrisation complète un an après. L'hémiplégie incomplète persiste.

Actuellement, insomnie rebelle, douleurs névralgiques dans le membre inférieur, paralysie. Crises épileptiformes deux ou trois fois par semaine.

Prend du Valimyl depuis huit jours.

Les douleurs persistent encore mais moins intenses.

Très grosse amélioration de l'insomnie. De plus, le malade, très énervé dans la journée, se sent infiniment plus calme.

N'a eu aucune crise d'épilepsie depuis le commencement du traitement.

On continue à lui administrer trois fois par jour 3 capsules de Valimyl à 5 centigrammes.

Observation XXIV. *Troubles de la ménopause.* — Me C..., 44 ans. Troubles de la ménopause chez une femme grasse. Soulagement rapide par le Valimyl.

Observation XXV (Liebrecht). *Scotome scintillant.* — Particulièrement intéressant est le cas suivant : Un étudiant en droit de 24 ans souffrait depuis de longues années des attaques régulières d'un scotome scintillant. Entre les attaques, le malade souffrait de maux de tête extrêmement violents qui lui rendent le travail presque impossible. Il avait absorbé : antipyrine, valériane, phénacétine, teinture de valériane sans aucun succès. Dans une de ses crises il absorba 60 centigrammes de diéthylisovalériamide, ses maux de tête deviennent moins violents.

Le malade absorba 30 centigrammes trois fois par jour ; les crises disparurent pour reparaître lorsque la médication était cessée. En continuant sa thérapeutique, le malade est arrivé à pouvoir passer tous ses examens.

CONCLUSIONS

Employée dès l'antiquité et considérée par TROUSSEAU comme le médicament antispasmodique par excellence, la valériane s'est vue discréditée depuis quelques années à cause des difficultés réelles de son emploi : doses trop fortes pour obtenir quelques résultats, odeur ou goût extrêmement prononcés, inactivité des valérianates, irrégularité des préparations de valériane. La racine fraîche ne contient pas d'essence ; cette essence serait le principe actif de la plante, disent RABUTEAU, NOTHNAGEL, Lauder BRUNTON, tandis que, d'après des expériences plus récentes, ce serait seulement le suc frais de valériane qui aurait des propriétés pharmacodynamiques intéressantes à cause de la non saponification des éthers du Bornéol.

Les progrès de la chimie de synthèse ont permis d'obtenir, au moyen de l'acide valérianique, et sous la forme de diéthylisovalériamide un produit qui agit à faibles doses et qui a donné des résultats satisfaisants dans les cas où l'on emploie la valériane.

1° Dans l'hystérie même grave et dans certains cas de neurasthénie et d'hypocondrie.

2° Dans les névroses traumatiques.

3° Dans les névralgies telles que l'hémicranie, névralgies sciatiques.

4° De très bons résultats dans les troubles de la menstruation, en particulier la sédation des maux de tête et des douleurs.

5° Dans les troubles au moment de la gravidité et au moment de la ménopause.

6° Dans les bourdonnements d'oreilles de l'autosclérose.

Comme on le voit, les indications du diéthylisovalériamide ou Valimyl sont multiples ; il peut être considéré comme un bon régulateur de l'action nerveuse et par conséquent comme un sédatif dans les cas où le système nerveux est excité.

Enfin, ce médicament est très stable et son action reste constante.

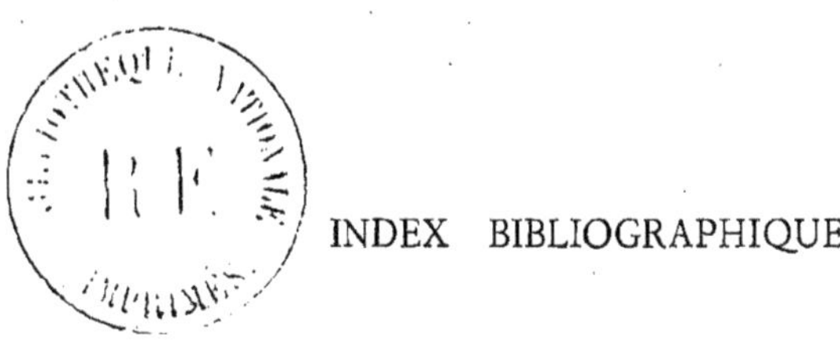

INDEX BIBLIOGRAPHIQUE

ALTER. Revue des nouveaux remèdes, p. 279 (*Les nouveaux remèdes*).

ALTER. Diéthylisovalériamide (*Therapie der Gegenwart*, Berlin, 1904).

BARDET. Quelques considérations sur un nouvel antinervin (*Bulletin général de thérapeutique*, 1903, t. 145, p. 707).

CHEVALIER. La valériane (*Les nouveaux remèdes*, 1912).

DIRUF. Les perles de diéthylisovalériamide (*Medicinische Klinik*, 1911, p. 1204).

FÉRÉ. Action du suc de valériane sur le travail musculaire (*C. R. Soc. Biol.*, 24 mars 1904).

FREUDENBERG. Les progrès thérapeutiques; diéthylisovalériamide (*Frauenenartz*, mai 1902, p. 91, 325).

HARRAS. Sur les effets narcotiques et contracturants des acides aromatiques et leurs amides (*Arch. Internationales de Pharmacodynamie et de Thérapie*, 1903, p. 447).

KIONKA et LIEBRECHT. Sur une nouvelle préparation de valériane (*Deutsche Medicinische Wochenschrift*, 1901).

KLEMPERER. Diéthylisovalériamide, préparation de valériane (*Therapie der Gegenwart*, janvier 1902).

KNOPF. Le diéthylisovalériamide contre les bourdonnements d'oreilles (*Therap. Monatsheft*, 1906, p. 82, 85).

KOCHMANN. Sur l'instabilité des préparations de valériane (*Deutsche med. Wochenschrift*, 1904, n° 2, p. 57).

MERCK. Diéthylamide de l'acide valérianique (*Annales de Merck*, 1901, p. 183).

PIERLOT. Note sur la valériane et le valérianate d'ammoniaque (*Bull. gén. de Thérapeutique*, Paris 1861).

PARAT. Étude physiologique et clinique de la valériane (*Thèse de Paris*, 1905).

POUCHET. Précis de pharmacologie et de matière médicale, p. 471.

POUCHET et CHEVALIER. Action pharmacodynamique du suc de valériane (*Société de Thérapeutique*, décembre, 1904).

POUCHET et CHEVALIER. Étude pharmacologique et pharmacodynamique du suc de valériane (*Les nouveaux remèdes*, 1904, p. 72).

POUCHET et CHEVALIER. Étude physiologique du suc de valériane sur le cœur et la circulation (*Les nouveaux remèdes*, 1904, p. 30).

RICHLER. Traité de chimie organique, I, p. 348.

Von Voss. Quelques remarques sur une nouvelle préparation de valériane (Saint-Pétersbourg, *Med. Wochenschrift*, 1903, p. 353).

WALTER. Diéthylisovalériamide (*Therap. Meuheiten*, 1906, p. 95).

WEYL. Traité de chimie organique, II, p. 212; III, p. 690-716. IV, p. 1249.

TABLE DES MATIÈRES

MACON, PROTAT FRÈRES, IMPRIMEURS

www.ingramcontent.com/pod-product-compliance
Ingram Content Group UK Ltd.
Pitfield, Milton Keynes, MK11 3LW, UK
UKHW021502260726
13993UKWH00004B/1524

9 782329 173870